Syphilis und Salvarsan

Syphilis und Salvarsan

Nach einem auf dem Internationalen
medizinischen Kongreß in London im August 1913
gehaltenen Referat

Von

Dr. A. Neisser
Geheimer Medizinalrat,
o. ö. Professor an der Universität Breslau

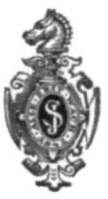

Springer-Verlag Berlin Heidelberg GmbH
1913

ISBN 978-3-662-23026-8   ISBN 978-3-662-24987-1 (eBook)
DOI 10.1007/978-3-662-24987-1

Alle Rechte,
insbesondere das der Übersetzung in fremde Sprachen,
vorbehalten.

I.

Da man nie auf eine Spontanheilung der Syphilis — falls überhaupt eine solche möglich ist — mit irgendwelcher Sicherheit rechnen darf, und da eine (passive) Serumtherapie und eine aktivimmunisierende Heilmethode (bis jetzt wenigstens) nicht mit Sicherheit erwiesen ist, **sind wir auf chemotherapeutische Methoden angewiesen.**

Entgegen der Annahme vieler Autoren halte ich eine Spontanheilung so gut wie ausgeschlossen. Jedenfalls ist sie bei Menschen durchaus unerwiesen, und bei Affen ist stets nur das Gegenteil beobachtet worden. Alle unbehandelten Tiere waren — nach zweijähriger Beobachtungszeit — noch krank.

Auch ist es bisher nicht gelungen, ein Bestehen oder eine durch die Behandlung erzeugte Steigerung irgendwelcher Abwehrkräfte, die wirklich geeignet wären, eine Spontanheilung herbeizuführen, einwandsfrei zu erweisen. Alle Untersuchungen, ob es wirksame „Antikörper" (im weitesten Sinne des Wortes) gäbe, sind negativ verlaufen.

II.

Sowohl Hg wie Salvarsan sind Syphilisspirochäten angreifende chemische Stoffe; sie wirken — und zwar höchstwahrscheinlich direkt — sowohl abtötend wie entwicklungs- und vermehrungshemmend.

Da sowohl der menschliche Organismus auf jedes der beiden Heilmittel in verschiedener Weise reagiert, als auch die Spirochäten in ihrer Lebensfähigkeit, Virulenz und Entwicklungsfähigkeit in wahrscheinlich qualitativ verschiedenartiger Weise angegriffen werden, so ist es vorteilhaft, **um eine möglichst sichere parasitizide Wirkung zu erzielen, in jedem Falle und in jedem Stadium beide Medikamente kombiniert anzuwenden,** es müßten denn bestimmte Kontraindikationen gegen eins der beiden Heilmittel vorliegen.

Die kombinierte Salvarsan-Quecksilberbehandlung muß ich nach meinen Erfahrungen aber nicht nur für wirkungsvoller erklären, als die mit Salvarsan oder Quecksilber allein durchgeführten Kuren, sondern in striktestem Gegensatz zu Wechselmann auch für weit ungefährlicher. Erstens beugt eine der Salvarsantherapie vorausgeschickte und sie begleitende Hg-Zufuhr der oft gar zu stürmischen parasitiziden und damit mittelbar toxisch werdenden Salvarsanwirkung vor, und zweitens kann man mit jedem Medikament unterhalb der sonst zur vollen Wirkung nötigen, viel größeren Dosen bleiben.

Das bezieht sich insbesondere auf die Nieren. Eine durch das Quecksilber erzeugte, für die Salvarsanbehandlung gefährliche Nierenschädigung habe ich nie gesehen. Freilich findet sich bei jeder einigermaßen kräftigen Hg-Kur eine Zylindrurie, die sich aber nur selten zu einer Albuminurie steigert. Aber auch das Salvarsan selbst erzeugt sehr häufig Zylindrurie und Albuminurie. Aber nur in den seltensten Fällen entwickelt sich daraus eine Nephritis.

Jedenfalls müßte wohl ich selbst mehr als jeder andere solche böse Folgen gesehen haben, da ich nicht nur von Anfang der Salvarsaneinführung an so gut wie jeden Fall kombiniert behandelt habe, sondern auch mit besonders stark wirkenden, reichlichen Zufuhren von Hg (Oleum cinereum). — Auch fällt bei meinen Kuren der Beginn des zweiten Salvarsanturnus gerade in die Periode — 5—6 Wochen nach Abschluß der Oleum cinereum-Kur — in der die allerstärkste Hg-Wirkung und Hg-Ausscheidung stattfindet. **Und doch habe ich glücklicherweise noch nie einen Enzephalitisfall nach Salvarsan erlebt.**

Bisher kennen wir nur die Kombination von Hg plus Salvarsan plus Jod. Es ist kein Zweifel, daß noch weitere **Fortschritte** auf diesem Wege sich erzielen lassen werden. —

III.

Die Frage, ob Salvarsan und Hg beim Menschen direkt abtötend auf die Spirochäten wirken, ist nicht mit absoluter Sicherheit entschieden. (Gleichgültig ist dabei, ob das Salvarsan noch als solches oder in irgend einer im Organismus entstehenden chemischen Modifikation in Aktion tritt.) Aber sicher festgestellt ist, daß bei Affen das Virus durch unsere Antisyphilitika getötet wird, ohne daß vor wie nach und durch die Behandlung irgend eine helfende Gewebsalteration erweislich ist. Und von humoralen Veränderungen des Organismus weiß man ebensowenig etwas. — Selbst von der Antispirochätenwirkung der noch am sichersten nachgewiesenen Hyperleukozytose (speziell der Lymphozyten) weiß man nichts Sicheres.

Der Behauptung (Fingers), daß Salvarsan wie Hg primär auf das erkrankte Gewebe und erst durch diese Heilungsvorgänge auf das Virus wirken, kann ich mich weder aus theoretischen Erwägungen noch nach den klinischen und experimentellen Erfahrungen anschließen. Weshalb reagiert denn nicht jedes entzündliche Neoplasma auf die beiden Heilmittel, sondern wirklich deutlich nur die spezifisch erzeugten? Die Heilresultate, die bei Lichen ruber, Psoriasis usw. erzielt worden sind, können weder in ihrer Regelmäßigkeit noch in ihrer Intensität und Promptheit mit den bei Syphilisformen beobachteten irgendwie in Parallele gestellt werden. Schließlich könnte es sich bei Lichen ruber wie bei Psoriasis, als höchstwahrscheinlich parasitären Krankheiten, auch nicht um eine Arsenwirkung auf das Gewebe, sondern auch um eine ätiologisch-parasitizide handeln. — Ferner spricht die eminente Wirkung des Salvarsan gegen andere Spirillosen für die spezifische Spirillotropie des 606. — Ebenso ist die bei ersten Injektionen frischer spirochätenreicher Fälle auftretende Fieberreaktion am plausibelsten durch akute Spirochätenabtötung zu erklären. Auch die chemischen Untersuchungen Ullmanns, daß spirochätenreiche Organe viel reichlicher Arsen enthalten, als spirochätenfreie, sprechen für die Affinität des 606 zu den Spirochäten.

Auch die entschieden erwiesene **größere Wirkung der Kombinationstherapie** im Vergleich zur gänzlich unzureichenden Wirkung der in gleicher Dosierung verwendeten Einzelmedikamente läßt sich nicht durch Stimulierung der Abwehrkräfte, sondern nur durch direkte Beeinflussung der Parasiten erklären. —

In den ersten Monaten der Erkrankung zirkuliert (nach den Tierversuchen Neissers und besonders Uhlenhuths) viel Virus im Blute. Und gerade in dieser Zeit ist die Heilwirkung des 606 am eklatantesten! — Ganz analoge Verhältnisse finden wir beim Rekurrens. —

Daß von der Gesamtmasse der Spirochäten trotz Salvarsanbehandlung irgendwo unbeeinflußte Reste übrig bleiben, beweist doch weiter nichts, als daß die angewandte Dosis des Medikaments zu klein war oder daß schon in den Syphilomen der Frühperiode Gewebsabkapselungen derart stattfinden können, daß die Parasiten vom Medikament nicht erreicht werden können. — Übrigens dürfte Finger hierbei nicht übersehen, daß in solchen Fällen auch das entzündliche Neoplasma nur makroskopisch schwindet; mikroskopisch finden sich ja stets restierende und persistierende Zellinfiltrate. —

Ebensowenig entspricht es den Tatsachen, daß der Heileffekt von der Gründlichkeit, Energie, Dosierung, Methode der Behandlung unabhängig sei. **Wo überhaupt das Virus dem Heilmittel zugänglich ist, geht Heilungsschnelligkeit und Quantität des Heilmitteleinflusses Hand in Hand.** — Und ebenso verhält es sich mit der Häufigkeit der Rezidive! Ich verweise ferner auf Gennerichs zahlenmäßig erbrachte Beweise, wie speziell der Ablauf der meningealen Infektion von der Behandlung abhängt.

Wissen wir ferner nicht aus den reichlichen an syphilis- und trypanosomenkranken Tieren angestellten Versuchen, welche **entscheidende Rolle die Dosierung des Heilmittels spielt?** Warum soll das beim Menschen anders sein, als beim Kaninchen, Affen usw.? Finger selbst wird nicht leugnen wollen, daß für seine glänzenden Abortivheilungen eine bestimmte Dosis notwendig war. Auch wir konnten bei diesen Abortivbehandlungen einen direkten Parallelismus zwischen der Größe der Dosen und der Sicherheit des Heilerfolges konstatieren. — Wie **oft** hat jeder von uns gesehen, daß monate- und jahrelang vergeblich behandelte Fälle zu „heilen" waren durch eine **endlich** einmal energisch und sorgsam durchgeführte Kur!

Kurz, wenn man alles zusammenfaßt, so scheint es mir wirklich gezwungen, die einfache und plausible Erklärung, daß es sich um eine direkte und spirilloide Wirkung unserer Heilmittel handele, beiseite zu lassen und alles auf Eigentümlichkeiten des Organismus und seine Abwehrkräfte zu schieben. **Nicht nur für die Therapie selbst, sondern auch für die Propagierung einer guten und sorgsamen Therapie scheint mir unsere Auffassung jedenfalls die zweckmäßigere.** Wer sein **ärztliches**

Handeln mit so wenig Vertrauen auf die Wirksamkeit und Zweckmäßigkeit seiner Heilmittel durchführt, muß unwillkürlich zu einer größeren Laxheit seines therapeutischen Handelns kommen.

Was fördern uns die Erwägungen, daß es drei Gruppen von Syphilitikern: 1. sehr leicht, sogar spontan heilende; 2. auf milde Therapie reagierende; 3. auch der energischsten Therapie Widerstand leistende, und drei Gruppen von Organen (vollempfängliche, unempfängliche mit Zugrundegehen und unempfängliche mit Erhaltenbleiben des Virus) geben soll, zumal diese Empfänglichkeit wieder schwanken soll?

Da wir alle diese Erfahrungen über die verschiedene Heilbarkeit und Beeinflußbarkeit der einzelnen Fälle erst aus dem erzielten Erfolge hinterher ablesen und wir vorher nicht wissen, in welche Gruppe wir den einzelnen Fall einordnen sollen, so kommt es schließlich darauf hinaus, alle Fälle ziemlich gleichmäßig zu behandeln.

Hier freilich trennen sich unsere Wege. Wir streben eine möglichst energische Behandlung an, und Finger fürchtet dieselbe, weil die „Abwehrfähigkeit der Gewebe" geschädigt werden könnte.

Ich will durchaus nicht leugnen, daß Fingers Erwägungen, Bedenken, Befürchtungen und Vorsichtsmahnungen alle eine gewisse Berechtigung haben. Aber so lange es eben nur Erwägungen und Spekulationen usw. sind, denen nicht tatsächliche Beobachtungen zugrunde liegen, halte ich mich an meine Beobachtungen und Erfahrungen.

Die Verschiedenheiten des Verlaufs der Syphilisfälle und der therapeutischen Beeinflußbarkeit lassen sich mit Ausnahme der als maligne Lues sich zeigenden Idiosynkrasie und mit Ausnahme der individuellen Neigung, sich in einzelnen Organen zu lokalisieren — ohne Zuhilfenahme der vor der Hand noch mystischen Organismuskräfte weit leichter erklären durch, für unsere Vorstellung leichter verständliche Umstände, als da sind: die wechselnde Menge der bei der Infektion eindringenden Spirochäten; nachweisbare anatomische Gewebsdifferenzen; verschiedene anatomische Zugänglichkeit der Organe für das Virus; Verschiedenheit des Behandlungsbeginnes, der Behandlungsintensität, der Behandlungsdauer; disponierende und komplizierende Organerkrankungen, schwerere oder leichtere mechanische Zugänglichkeit der Virusnester in den verschiedenen Organen gegenüber dem zirkulierenden Medikament — siehe die Spirochätenlokalisation im eigentlichen nervösen Gewebe bei der Paralyse, die Undurchlässigkeit der Leptomeningen für in die Zirkulation gebrachte Chemikalien (Goldmann), die Abgeschlossenheit der Cornea vom allgemeinen Säftestrom usw.

Dieser letztere Punkt scheint mir von ganz besonderer Bedeutung auch für die Behandlung der spätlatenten Fälle; Fälle, die ja bisweilen jeder Behandlung trotzen und dauernd ihre positive Reaktion behalten. Will man überhaupt in solchen Fällen die Behandlung fortsetzen, so wird man besonders darnach trachten müssen, Methoden zu finden, die die unzugänglichen Spirochätenherde dem Quecksilber und Salvarsan zugänglich machen („mobilisieren" nach Touton). Leider lassen die bisher für solche Zwecke angewandten Methoden der reichlichen Jodzufuhr, der Maßnahmen der Hydro- und Balneotherapie, der Fibrolysininjektion noch meistens im Stich. Auch reichliche Versuche mit allen möglichen Hyperleukozytose und Fieber erzeugenden Mitteln (Tuberculin, Arthigon, nucleinsauren Salzen usw.) verliefen bisher resultatlos, werden aber energisch fortgesetzt. —

IV.

Das Salvarsan ist als spirochätentötendes Mittel beim Menschen dem Quecksilber weit überlegen; es wirkt schneller und intensiver — vorausgesetzt, daß man bei vergleichenden Versuchen sowohl bei der Einzel- wie der Gesamtdosis der beiden Mittel innerhalb der Dosis bene tolerata bleibt.

Das Salvarsan ist daher 1. jedenfalls für alle frischen Fälle (Primäraffekte und frühsekundäre Fälle) das souveräne, weil mit größter Wahrscheinlichkeit eine „abortive" Heilung ermöglichende Mittel. Hg-Kuren, die in diesem Krankheitsstadium denselben Heileffekt erzielen sollten wie gut vertragene Salvarsankuren, würden sicher eine recht erhebliche Hg-Intoxikation mit nicht gleichgültigen Organismusschädigungen mit sich bringen. Ich zweifle nicht, daß es sehr oft gelingt — und zwar um so häufiger und sicherer, je zeitiger nach der Infektion die Behandlung beginnt — mit Salvarsan allein eine vollkommene „abortive" Heilung zu erzielen. Sicherer aber für die Zwecke der ärztlichen Tätigkeit erscheint mir die Kombination mit Quecksilber[1]).

Die bereits zu Hunderten publizierten und auch von mir sehr reichlich beobachteten „abortiven" Heilungen und die zahlreichen — auch strengster Kritik standhaltenden — **Reinfektionsfälle** beweisen in exaktester Weise diese parasitizide Eigenschaft und damit wohl am eklatantesten den eminenten Fortschritt, den die Syphilistherapie dem Salvarsan verdankt. Obgleich ich seit jeher (1881 meine erste diesbezügliche Publikation) zu denjenigen gehört habe, die eine möglichst früh einsetzende und möglichst intensive Hg-Behandlung durchgeführt haben, so habe ich diese glänzenden Abortiverfolge kaum je gesehen. **Wir verdanken sie einzig und allein der Einfügung des Salvarsans in die Therapie.** —

Als abortive Heilungen fasse ich nur diejenigen Fälle auf, welche wenigstens ein Jahr lang, gerechnet vom Termin der letzten Behandlung, bei etwa sechsmal in 6—8 wöchentlichen Intervallen wiederholter Serumuntersuchung und nach Provokation negativ reagieren. Ich verwende stets nicht nur die originale „inaktive" Wassermannsche Untersuchungsmethode, sondern auch die — wie ich glaube, feinere — mit „aktivem" Serum (M. Stern).

---

[1]) Man beginnt mit akut wirkenden Präparaten, um die spirochätentötende Wirkung des Salvarsans zu unterstützen, später wählt man solche Quecksilbermittel, die durch ihre lange Remanenz eine entsprechend lange, wohl wesentlich entwicklungshemmende Einwirkung auf die Spirochäten ausüben. Zu den akut wirkenden Mitteln gehören alle löslichen zu Injektionen brauchbaren Salze und das fast ebenso rasch zur Resorption kommende Hg-Salizyl und das Kalomel. Je größer der prozentuale Gehalt des einzelnen Salzes an Hg ist, desto größer ist bei sonst gleicher Applikation seine parasitizide Wirkung. Daß auch die chemische Struktur sowohl für die therapeutische Wirksamkeit wie für die Vertragbarkeit eine Rolle spielt, ist sehr wahrscheinlich, bis jetzt aber noch nicht klar festgestellt. — Zu den langsamer wirkenden Mitteln gehören alle Präparate, die an der Injektionsstelle ein längere Zeit bestehendes Depot hinterlassen, z. B. Thymol-Quecksilber, bis zu einem gewissen Grade auch das Kalomel, namentlich aber die metallisches Hg enthaltenden Ol. ciner. und das Kontraluesin. Letzteres enthält außerdem in der Suspensionsflüssigkeit Sublimat, ist also ein Kombination eines löslichen und eines unlöslichen Mittels. — Aber auch bei grauen Ölinjektionen setzen die Resorptionsvorgänge so schnell ein, daß auch da sofort eine therapeutische Quecksilberwirkung zustande kommt (Halberstädter).

Es ist allerdings zuzugeben, daß auch bei **Fällen, selbst wenn sie ein Jahr lang und darüber negativ reagiert haben, eine mathematische Sicherheit für eingetretene Heilung nicht vorliegt.** Es können immer noch minimale, je nach ihrer Lokalisation (Hirngefäße) sogar sehr gefährliche Syphilisherde bestehen bleiben, die sich aber eben ihrer Kleinheit halber serodiagnostisch nicht fassen lassen. Aber das sind so seltene Ausnahmefälle, daß sie für unser ärztliches Handeln nicht in Betracht kommen können.

Sehr interessant ist es, die Stellung einzelner Autoren zur negativen Reaktion zu beobachten. Wenn sie z. B. die Möglichkeit einer Spontanheilung oder die Brauchbarkeit irgendeiner (von uns als unzureichend und unzuverlässig angesehenen) Hg-Kur beweisen wollen, dann ist die negative Reaktion ein zureichender Beweisgrund für die behauptete Heilung. Wenn wir dagegen, von den schönen Salvarsanerfolgen sprechend, die negativen Reaktionen als stützende Argumente anführen, dann wird mit großem Eifer alles in den Vordergrund gestellt, was die Beweiskraft dieses Reaktionsbefundes mindern könnte. —

2. **In das Gebiet der abortiven Heilungen gehören auch die großen Erfolge der Salvarsanbehandlung mit Bezug auf das Zustandekommen einer gesunden und gesundbleibenden Nachkommenschaft syphilitischer Mütter.** —

Die Möglichkeit, Abortivheilungen mit verhältnismäßig großer Sicherheit zu erreichen, eröffnet der Bekämpfung der Syphilis als Volkskrankheit und der Bewahrung Tausender vor den schweren, mehr oder weniger das Leben verkürzenden Syphiliserkrankungen der inneren und nervösen Organe solche Aussichten, daß **gar nicht oft und energisch genug Ärzte wie Publikum auf diese wesentliche, durch Salvarsan geschaffene Heilmöglichkeit hingewiesen werden können.** —

Und welche Ersparnis an Krankheits- und Verpflegungstagen und welcher Gewinn an Arbeitsfähigkeit ist durch die sehr viel einfacheren, bequemeren und kürzeren Salvarsankuren herbeigeführt worden! Es wäre wohl der Mühe wert, einmal herauszurechnen, welche Summen Krankenkassen, Militär und Marine usw. durch die Einführung der Salvarsanbehandlung erspart haben. —

So zeitig wie möglich post infectionem mit Salvarsan (plus Quecksilber) eine energische Behandlung beginnen, das ist die Parole!

„So zeitig wie möglich" bedeutet, nach dem heutigen Stande unserer Kenntnisse **sofort, nachdem es gelungen ist,** auch in scheinbar harmlosesten Läsionen Spirochäten nachzuweisen. Das Warten auf die Ausbildung eines klinisch deutlichen „harten Schankers" oder der sekundären Erscheinungen muß fast als ein Kunstfehler betrachtet werden. — Ich gehe noch einen Schritt weiter und würde bei jedem Syphilitiker, wo ein irgendwie begründeter Verdacht aus der Anamnese, aus der Art der Ansteckungsquelle, aus dem Verlauf usw. vorliegt, zu sofortiger energischer Behandlung raten. Durch die Möglichkeit, die Patienten noch sehr lange Zeit mit Zuhilfenahme der Serodiagnose auf ihren Gesundheitszustand zu prüfen, ist für die Zukunft jede Unklarheit über den behandelten Fall ausgeschlossen. Ich kann also in diesem Verfahren nur Vorteile und nach keiner Richtung hin Nachteile erblicken. —

Aber auch beim Bestehen **sekundärer Symptome** hat die schnelle Spirochätenvernichtung und die schnelle Abheilung der Papeln und Plaques nicht nur Wert für den Kranken, sondern mehr noch für die **Bekämpfung der Syphilis als Volksseuche**, weil eine schnellere Beseitigung der Infektionsquellen erzielt wird, und damit eine Abnahme der Gefährlichkeit der (Sekundär-) Syphilitiker. —

3. Ein weiteres spezielles Anwendungsgebiet für das Salvarsan stellen seiner akuten Spirochäten beeinflussenden Wirkung halber dar alle — namentlich im Frühstadium auftretenden — **Syphilislokalisationen an besonders wichtigen Organen,** deren anatomische wie funktionelle Integrität von besonderer Bedeutung ist; also: alle Erkrankungen an Augen und Ohren, an den Gefäßen, den Hüllen der nervösen Zentralorgane, den Knochenkanälen und -fissuren im Schädel und Rückenmarkkanal. Bei diesen Affektionen spielt oft jeder Tag einer früher einsetzenden Rückbildung eine große Rolle für die Erhaltung und Wiederherstellung der normalen Funktion. —

4. Schließlich kommen in Betracht alle Patienten mit „Hg-Idiosynkrasie", bei denen man die Angewöhnung an Hg nicht abwarten kann, und die hartnäckigen, einer Syphilis-Behandlung unzugänglichen Fälle. —

Ich freilich stehe auf dem Standpunkt, **jeden Syphilitiker,** falls nicht besondere Gegengründe vorliegen, mit Salvarsan zu behandeln.

Es beweisen aber die sogenannten „Pseudoprimäraffekte", der „retardierte" Verlauf der Frühsyphilis — monatelang hinausgeschobenes Auftreten der sekundären Erscheinungen — und die „Neurorezidive", daß, um die abortiv-heilende Eigenschaft des Salvarsans voll auszunützen, eine ganz bestimmte Methode der Behandlung geübt werden muß. Eine zu schwache Salvarsanbehandlung (zu kleine Gesamtdosis während einer bestimmten Behandlungsperiode) kann durch die auf solche Weise zustande kommende „Fastheilung" unter Umständen mehr Schaden als Nutzen anrichten. Dann sind aber nicht dem Salvarsan als solchem, sondern seiner ungenügenden Anwendungsweise die Mißerfolge zur Last zu legen.

Die Gefahr einer „Fastheilung" besteht darin, daß ein im Körper übriggebliebener Spirochätenherd, wenn er sich wieder zu vermehren beginnt, wieder normal gewordene, ihrer Antispirochäteneigenschaften beraubte Gewebe und Säfte vorfindet und daher in stärkerer Wucherung auch stärkere Schädigungen an Ort und Stelle anrichten kann, als in einem noch syphilitischdurchseuchten, widerstandsfähigerem Gewebe und Organismus.

Sitzt ein solcher restierender und wieder in Aktion tretender Spirochätenherd z. B. in der Haut, so hat ein solcher „Pseudoprimäraffekt" keine besondere Bedeutung; es handelt sich dann um eine Art „Reinfektion", aber nicht mit fremden, sondern mit übriggebliebenen Resten der eigenen Spirochäten.

Sitzt aber solch ein restierender Herd z. B. in den Meningen, in oder um Nerven, vielleicht gar an Nerven, welche in einem engen Knochenkanal verlaufen, so kann der hier aufflackernde Syphilisprozeß in seiner rapiden Entwicklung sehr schwere (Gehirn- und Nerven-) Störungen, Lähmungen wie Reizerscheinungen, vorübergehend oder dauernd hervorrufen. Daß seit der „Salvarsanzeit" Syphilisrezidive an den Meningen, Hirnnerven und speziell am Nerv. acusticus häufiger vorkommen (nicht nur mehr beachtet und häufiger publiziert worden) als früher, scheint mir nicht unmöglich.

Es müssen also 1. häufiger Spirochätendepots an diesen Stellen gesetzt werden, vielleicht durch die eine bei der ersten 606-Injektion zustandekommende Kongestion und damit verbundene Spirochätenverschleppung nach dem Schädel und speziell in die feinen Knochenkanäle des Felsenbeins,

2. häufiger stärkere und namentlich sich schneller entwickelnde Syphilisprozesse von bereits metastasierten Spirochäten ausgehen,

so daß stärkere und viel plötzlicher einsetzende Nervenschädigungen entstehen.

Das liegt eben an dem Zustand der „Fastheilung" durch eine ungenügende Salvarsanbehandlung. Die leicht zugänglichen Spirochätenherde sind vernichtet, nicht aber die schwer zugänglichen Meningenherde. (Siehe Generichs Ausführungen.)

Unsere eigenen Erfahrungen sprechen freilich nicht sehr für die Vermutung, daß Neurorezidive jetzt häufiger sind wie früher. **Wir haben im Laufe von etwa 2 Jahren bei zirka 3000 Fällen 21 Neurorezidive gesehen.**

8 davon waren ohne jede Salvarsanbehandlung,
11 mit Salvarsanbehandlung,
1 mit Arsenophenylglyzin,
1 mit zwei Atoxylinjektionen.

Da ich nun sowohl in der Klinik wie in der Privatpraxis alle Fälle und zwar mit reichlichen Salvarsandosen behandle, so scheint es klar, daß das Salvarsan als solches für das Auftreten dieser Neurorezidive nicht verantwortlich gemacht werden kann. Wenn andere schlimmere Erfahrungen gemacht haben, so kann das nur liegen entweder am Weglassen der Quecksilberbehandlung, oder an der unzweckmäßigen Verwendung des Salvarsans mit Bezug auf die Einzel- und Gesamtdosen, an Fehlern der Technik und dgl. —

Die Deutung, daß durch eine primäre toxische Schädigung der Nerven an diesen eine Prädisposition für nachträgliche Spirochätenlokalisation geschaffen werde, lehne ich ab. Wir müßten dann unendlich viel häufiger solche rein toxische Nervenschädigungen (ohne nachträglichen Syphilisprozeß) sehen; toxische Schädigungen, die auch nicht durch Salvarsan zu heilen wären, sondern durch Neuzufuhr sich erst recht verschlimmern müßten.

Nicht das Salvarsan ist neurotrop, sondern die Spirochäten sind es für das Zentralnervensystem und seine Hüllen. —

Es handelt sich also bei diesen nervösen Störungen um echte Syphilisrezidive — in einigen Fällen sind Spirochäten im Lumbalpunktat nachgewiesen —, die nur auf Umwegen mit dem Salvarsan in Beziehung stehen und fast immer einer unzweckmäßigen Anwendung des Medikaments ihre Entstehung verdanken.

Woher kommt es, daß an manchen Kliniken im Laufe von Monaten zehnmal mehr solche bösen Zufälle gesehen werden, als an anderen im Laufe dieser ganzen 3 Salvarsanjahre?

Die Behandlung dieser Neurorezidive ist dieselbe, wie anderer Rezidive: 606 und Hg. Nur ist zu betonen, daß gerade diese syphilitischen Prozesse eines besonders schnellen Eingreifens der Therapie bedürfen, da die befallenen Hirnnerven, meist in Knochenkanälen und unnachgiebigen Durafissuren gelagert, ungemein schnell einer vollkommenen Degeneration durch das komprimierende und destruierende Syphilom erliegen.

Eine direkt „neurotrope" Salvarsanwirkung kann ich, wie gesagt, nicht anerkennen. Wenn freilich durch irgendwelche erkennbare oder — was leider auch vorkommt — unerkennbare Ursachen eine Spaltung des Salvarsankomplexes und damit ein Freiwerden von arseniger Säure, oder durch Oxydation eine Bildung von Arsenoxyden, namentlich bei kumulierender Überschwemmung des Körpers mit Salvarsan, zustande kommt (wie das in den ersten Neo-Salvarsanversuchen der Fall war), so können Arsenneuritis und sonstige Erscheinungen der As-Intoxikation sich entwickeln.

Zuzugeben ist eine gewisse „organotrope" Salvarsanwirkung, sich äußernd in einer von Heilungsvorgängen begleiteten entzündlichen „lokalen", mehr oder weniger erkennbaren Reaktion. Daß dieselbe nicht absolut an die spezifisch-syphilitische Ätiologie gebunden ist, geht aus der hin und wieder beobachteten Heilwirkung auf Lupus vulgaris hervor. Vielleicht ist auch die so häufig beobachtete Gewichtszunahme auf „Organotropie" zurückzuführen. —

Überhaupt ist zu konstatieren, daß der Allgemeinzustand der Patienten fast immer durch Salvarsanzufuhr gebessert wird, während wir bekanntlich sehr häufig Quecksilberkuren unterbrechen müssen oder auch gar nicht anwenden können, weil anämische und nervöse Störungen, wochenlange Schädigungen des Magen-Darmkanals u. dgl. sich einstellen.

Aber diese Heilerfolge bei Nichtsyphilis — abgesehen von anderen durch Spirochäten hervorgerufenen Krankheiten: Frambösie, Angina Vincenti u. dgl. — sind so selten und qualitativ so unbedeutend im Verhältnis zu der Heilung syphilitischer Prozesse, daß man letztere doch immer wieder in erster Reihe auf die Beeinflussung des ätiologischen Faktors zurückführen muß. Natürlich wird überall, wo das Arsen heilend wirkt, auch das Salvarsan nützlich sein können. Aber das (freie) Arsen ist nach meiner Erfahrung bei den überhaupt auf As reagierenden Dermatosen wirksamer als das — As in gebundener Form enthaltende — Salvarsan und umgekehrt ist mit Acid. arsenicosum so gut wie nie eine wirkliche Heilwirkung bei Syphilis zu erzielen.

Ich glaube, man wird sich die Gesamtwirkung bei Salvarsan so vorstellen müssen, daß das unzersetzte Salvarsan wesentlich parasitizid wirkt, die Organ- und Nebenwirkungen — vielleicht abgesehen vom akuten Hirndruck — aber dem freiwerdenden Arsen oder sonstigen Umwandlungsprodukten zuzuschreiben sind.

Eine andere Wirkung der durch die Salvarsanwirkung modifizierten Syphilis sind die schon in den ersten Monaten post infectionem auftretenden tertiär-ähnlichen Syphilide: großtuberös, leicht krustös, zu einer oder wenigen Gruppen aggregiert.

Daneben gibt es (wesentlich bei ungenügend oder zu spät behandelten Fällen) auch Fälle mit den gewöhnlichen Rezidiven. Aber es kann nicht der geringste Zweifel darüber bestehen, daß die Zahl der Rezidive bei gut mit Salvarsan (plus Hg) behandelten Fällen unendlich viel geringer ist, als selbst bei guter Hg-Behandlung. — Wieder eine die Verbreitung der Syphilis einschränkende Wirkung des Salvarsans! Leider hat auch diese gute Salvarsanwirkung eine Kehrseite: Das Freibleiben von Rezidiven verführt die Kranken, sich für gesund zu halten und so unterlassen sie weitere Behandlung, die doch in den allermeisten Fällen notwendig, zum mindesten dringend empfehlenswert ist.

V.

Ich glaube wohl, daß man, wenn man früh genug mit der Behandlung beginnt, mit einer energischen Salvarsanbehandlung allein, sicherer mit Hg- und Salvarsankombination, in einer einzigen Kur sofort eine vollkommene Heilung erzielen kann. —

Wenn dies aber nicht gelingt — was sich aber erst später durch das Auftreten manifester Rezidive oder einer positiven Reaktion zeigt — so hat man ungeheuer viel von dem bereits durch die erste Kur erzielten Heilerfolg verloren. Denn das Rezidiv beweist, daß

inzwischen wieder eine starke Vermehrung der Spirochäten stattgefunden hat. Möglicherweise ist dieser Spirochätenrezidivstamm auch der Einwirkung sowohl der eventuellen Antikörper wie des chemotherapeutischen Agens weniger zugänglich.

Auch die Möglichkeit, daß Rezidivstämme der Spirochäten andere Eigenschaften mit neuen Artcharakteren (z. B. anders funktionierende Chemorezeptoren) haben, als der primäre Stamm, legen uns die Aufgabe nahe, uns nicht mit dem Besitz der zwei in unseren Händen befindlichen Medikamente zu begnügen, sondern weitere heranzuziehen, um neue zu suchen. Und zwar 1. andere Arsenpräparate: Atoxyl, Arsazetin, Arsenophenylglyzin (das ich nach meinen zahlreichen Erfahrungen nicht missen möchte); 2. andere Hg-Präparate, wesentlich organischer Natur; 3. ganz anderen chemischen Körpern angehörige. Vom Antimon, das wir selbst schon geprüft, scheint wenig zu erwarten zu sein.

Um den Rezidiven mit möglichster Sicherheit vorzubeugen, halte ich es für absolut notwendig, sich nie auf diese Hoffnung zu verlassen, sondern in jedem Falle der ersten Kur nach etwa 5—6 Wochen eine zweite Kur folgen zu lassen, ehe das Rezidiv sich entwickeln kann. Auch bei dieser ist Salvarsan unter allen Umständen anzuwenden. Ob ich mich mit 1—2 Salvarsaninjektionen begnüge oder eine der ersten Kur entsprechende Hg-Salvarsantherapie anwende, mache ich bei dieser zweiten wie bei eventuell weiteren Kuren von der Reaktion des Blutes abhängig. Bleibt bei den alle 6—8 Wochen wiederholten Blutuntersuchungen die Reaktion negativ, so verwende ich jedesmal je 1—2 Salvarsaninjektionen, bei positiv-werdenden oder -bleibenden Reaktionen aber wieder die kombinierte Therapie: Hg plus Salvarsan (plus Jod plus Hydro-Balneotherapie). —

Eine bestimmte Vorschrift, **wie lange man behandeln soll,** läßt sich natürlich nicht geben. Ich höre mit der Behandlung erst auf, wenn 4 bis 5 mal, also bei fortgesetzter Therapie, die Reaktion negativ war. Natürlich muß auch nach Aussetzen jeder Therapie immer weiter alle 6—8 Wochen die Reaktion geprüft werden.

Besonders wichtig wäre es, wenn man auch bei **jedem** Syphilitiker, ehe man die Behandlung aufgibt, die Lumbalflüssigkeit untersuchen könnte. Leider sind aber die Kranken nicht immer dazu zu bewegen, sich diesen Eingriff machen zu lassen, so harmlos er auch in den Händen des Geübten ist. **Es ist aber kein Zweifel, daß bei reichlicher Anwendung dieser Methode viel Unglück verhütet werden könnte.**

Bei diesen positiv-bleibenden Fällen und besonders den Spätlatenten, namentlich den ohne manifeste Symptome einhergehenden scheint mir das Hg fast wichtiger und wirksamer als das 606. **Aber ebensowenig wie ich in den Frühsyphilisfällen auf das Hg verzichte, glaube ich in den Rezidiv- und Spätsyphilisfällen auf das 606 verzichten zu dürfen.**

Quecksilberkuren mit Präparaten, die eine recht lange Wirkung[1] gewährleisten, scheinen mir für die Verhütung von Rezidiven und die Behandlung spät-latenter Fälle geeigneter zu sein, als Salvarsan. Hier kommt freilich sehr in Betracht, ob das Salvarsan intravenös oder als intramuskuläres Depot zugeführt wird. Zwar findet bei beiden Methoden sowohl eine sofortige wie eine protrahierte (Depot-)Wirkung statt. Die akute Wirkung überwiegt aber bei der intravenösen Zufuhr, während die persistierende bei weitem mehr der intramuskulären Zufuhr zukommt. Möglicherweise also würden intramuskulär angelegte Salvarsandepots mit ihrer lange sich hinziehenden Resorption wie Wirkung auch die von Quecksilberdepots ausgehende (wahrscheinlich wesentlich entwicklungshemmende) Wirkung ersetzen können. —

Zum Begriff „Latenz" und eventuell „Spätlatenz" ist zu bemerken, daß wir darunter nur solche positiv-reagierende Fälle begreifen sollen, bei denen es auf keine Weise gelingt, einen Krankheitsherd nachzuweisen, bei denen die positive Reaktion also anscheinend durch einen Parasitenherd erzeugt wird, der irgendwo ruht, ohne einen pathologischen Herd zu erzeugen; Parasiten, die möglicherweise auch nicht in Spirochätenform, sondern in einem andersgestalteten Entwicklungsstadium sich befinden. —

Jedenfalls ist aber auch in solchen Fällen das Salvarsan heranzuziehen. Die Tatsache, daß Salvarsan hin und wieder eine positive Reaktion „provoziert", deutet daraufhin, daß ein inaktiver Herd durch das Salvarsan wieder zu lebendiger Aktion angeregt, vielleicht also auch therapeutisch gefaßt werden kann.

Man wird also die Diagnose „Spätlatent" um so vorsichtiger zu stellen haben, je mehr wir lernen, wie unendlich häufig — freilich

---

[1] Die protrahierte Hg-Wirkung, die ich mit Vorliebe durch Injektionen mit dem langsam resorbierten und daher lange nachwirkenden Oleum cinereum (Breslauer „Merzinol") erziele, kann man natürlich auch durch lange fortgesetzte Einreibungskuren oder tägliche (lösliche) Injektionen erreichen. Für die große Masse der Syphilitiker halte ich aber die Oleum cinereum-Methode für leichter durchführbar und deshalb für die große Praxis für besonders empfehlenswert. —

oft erst bei der Autopsie feststellbar — syphilitische Krankheitsherde in den inneren und nervösen Zentralorganen noch vorliegen, die bisher entweder überhaupt klinisch nicht festgestellt oder wenigstens nicht mit Syphilis in Zusammenhang gebracht wurden.

Bekanntlich trotzen solch spätlatente, positiv reagierende Fälle oft jeder Behandlung; sie bleiben positiv, sei es, daß die Antisyphilitika auf diese Spätparasitenformen nicht mehr einwirken — was mir unwahrscheinlicher erscheint —, sei es, daß sie an die Parasiten nicht herankommen.

Bei letzteren Fällen kann man aber auch die Frage aufwerfen, ob man sie nicht lieber unbehandelt in Ruhe lassen soll, ähnlich wie wir es bei abgekapselten Tuberkuloseherden tun. Könnte nicht hin und wieder eine Salvarsanprovokation ebenso schädlich wirken, wie eine örtliche zum Floride werden führende Tuberkulinreaktion? Diese Fragen sind noch unentschieden.

Ich glaube, daß man sich in solchen rebellischen (spät-)latenten Fällen eventuell nach dem Lebensalter des Kranken richten könnte, indem man alte spätlatente Leute ohne nachweisbare Krankheitssymptome nicht behandelt und nur die jungen einer intensiven Behandlung unterwirft. —

Die klinische Untersuchung wird da von äußerster Wichtigkeit sein, wo bei Syphilisverdacht irgend einer Organerkrankung (auf Grund der Anamnese, Ausschluß anderer Ätiologie) eine negative Reaktion vorliegt. Daß letztere das Bestehen einer Syphilis nicht ausschließt, wissen wir ja aus den zirka 30—40% Versagern bei manifester tertiärer Lues. (Möglicherweise wird die Anwendung der Kutireaktion zu einer Verfeinerung der biologischen Diagnostik, wenigstens in der Spätperiode, verhelfen.) Jedenfalls wird man von der ja bisweilen provokatorischen Wirkung der intravenösen Salvarsaninjektion Gebrauch machen, zumal vielleicht auch durch den therapeutischen Erfolg eine diagnostische Klärung herbeigeführt wird. —

VI.

Für die Salvarsananwendung kommen, wenn ich, die bisherigen Erfahrungen zusammenfassend, meiner persönlichen Überzeugung Ausdruck gebe, wesentlich **drei Methoden in Betracht:**

1. die intramuskuläre Injektion wässeriger Lösungen;
2. die intramuskuläre Injektion einer Salbensuspension;
3. die intravenöse Injektion bzw. Infusion;

über die Anwendung per os und als Klysma habe ich keine größere eigene Erfahrung.

Am akutesten und plötzlichsten, unter Umständen geradezu chokartig, ist die Wirkung bei der intravenösen Anwendung. Dann folgt mit verhältnismäßig rascher Resorption von der Injektionsstelle aus die intramuskuläre Injektion wässeriger Lösungen; am mildesten wirkt die langsamer und allmählicher verarbeitete und resorbierte Ölsalbensuspension.

Was die chokartige Einwirkung bei intravenösen Infusionen betrifft, so spielt sicherlich auch die Schnelligkeit des Einlaufens eine Rolle. Man wird wohl die Regel aufstellen können: „Je langsamer, desto besser".

Merkwürdigerweise stellt sich bei Vergleichung der Salvarsanausscheidung durch die Niere heraus, daß bei intramuskulärer und intravenöser Zufuhr wässeriger Lösungen kein wesentlicher Unterschied besteht, keinesfalls zugunsten der intravenösen Methode.

Am nachhaltigsten wirkt die intramuskuläre Injektion der als Depot abgelagerten Salvarsansalbe; am wenigsten nachhaltig die intravenöse Einverleibung, bei der die Hauptmasse des Salvarsans nach wenigen Stunden und Tagen ausgeschieden und nur ein kleiner Teil (wesentlich in Leber, Milz, Niere) zurückgehalten wird.

Unter den zur intramuskulären Injektion empfohlenen Öl- und Salbensuspensionen scheint mir die sogenannte Johasalbe (mit Altsarvasan) die geeignetste. Bei richtiger Injektionstechnik (Schindler) bleiben die örtlichen Störungen an der Injektionsstelle (Nekrosen, Erweichungen, Verhärtungen) meistens aus.

Über die Anwendung per Klysma habe ich keine große Erfahrung. In den Fällen, in denen ich diese Methode anwandte, wurde zwar die Salvarsanzufuhr gut vertragen, aber über den therapeutischen Effekt kann ich nichts aussagen. Stutzig gemacht hat mich, daß man im Urin nie Salvarsan als solches (mit der Abelinschen Methode) nachweisen konnte, während von anderer Seite bereits über den Nachweis von Arsenausscheidung berichtet ist. Vor der Hand ist nicht aufgeklärt, ob die Spaltung des Salvarsans bereits im Darm vor sich geht oder erst in der Leber, wohin wohl der Gesamtresorptionsstrom sich richtet.

Die Anwendung von Salvarsanlösungen per os rühmt Brochard. Er rühmt die gute Vertragbarkeit wie die gute therapeutische Wirksamkeit.

VII.

Was den Vergleich von **Alt- und Neosalvarsan** betrifft, so scheint mir das Altsalvarsan kräftiger auf die Spirochäten einzuwirken, als Neosalvarsan. Dagegen ist letzteres intravenös, verwendet — namentlich in ClNa-Lösungen — sicherlich freier von Nebenwirkungen als Altsalvarsan. Bei intramuskulärer Injektion dagegen ist das Neosalvarsan (in wässeriger Lösung) leichter Zersetzungen und Spaltungen ausgesetzt.

Für den praktischen Arzt hat das Neosalvarsan den großen Vorzug der leichten und bequemeren Löslichkeit, und es erlaubt intramuskuläre Injektionen verhältnismäßig kleiner Quantitäten der Lösungen.

Saure Lösungen sind ohne Vorteil und gefährlicher als die neutralen und schwach alkalischen.

VIII.

Was die **Gesamtdosis** für eine Kur betrifft, so verwende ich im Durchschnitt 2,5—3,0 bei einem sonst gesunden kräftigen Mann, bis 2,0 bei Frauen. — Liegen spezifische Veränderungen im Nervensystem vor, so kann und muß man meist zu noch größeren Mengen greifen: 5,0—6,0. Während Hauterscheinungen schon auf kleinere Dosen reagieren, bedarf es zu einer therapeutischen Beeinflussung der durch Meningenerkrankung veränderten Lumbalflüssigkeit reichlicherer Salvarsanzufuhr. Jedenfalls gilt hier der Satz: „Lieber kein Salvarsan, als in zu kleinen Dosen" (Dreyfuß, Gennerich u. a.). Natürlich beginnt man (eventuell nach vorausgeschickter Hg-Injektion) mit ganz kleinen Dosen, 0,1—0,2, in zweimaliger Wiederholung und steigt, wenn nicht durch Kopfschmerzen eine Warnung zu besonderer Vorsicht erfolgt, zu 0,4—0,6. Die Intervalle würde ich bei den letzten Injektionen auf 10 Tage bemessen, die kleinen Dosen gestatten geringere.

Welche Rolle die Größe der Einzeldosis für die momentane therapeutische Wirkung spielt, bedarf auch noch weiterer Klärung. Anscheinend genügen — wenigstens beim Hg — ganz minimale Mengen des durch Resorption zur Wirkung kommenden Medikaments, um eine sofortige therapeutische Wirkung auszuüben. Wo aber auf diese Weise nicht sofort ein voller Heileffekt mit Abtötung aller Parasiten erfolgt, **wird die protrahierte Dauerwirkung die wesentlichste Rolle spielen.**

Ich habe meine kombinierten Kuren fast immer mit Salvarsan und grauem Öl durchgeführt, derart, daß entweder an demselben oder an zwei aufeinanderfolgenden Tagen die jeweilig erste Zufuhr der beiden Medikamente erfolgte. Die Resultate waren tatsächlich außerordentlich günstig, nicht bloß im therapeutischen Heileffekt, sondern auch darin, daß Rezidive, speziell Neurorezidive, zu den allergrößten Seltenheiten gehörten und ich einen plötzlichen Todesfall (Enzephalitis) überhaupt noch nicht erlebt habe.

Nicht ganz erklärlich war mir nun, daß auch bei Anwendung des grauen Öls neben dem Salvarsan von Anfang an eine kombinierte Wirkung stattfinden sollte, da doch die Resorption des grauen Öls eine unendlich langsame schien. Zeigen sich doch Nebenwirkungen, Stomatitis und dgl. immer erst nach vielen Wochen; und Kaninchen vertragen kolossale Dosen ohne jede Störung. Es bestand also anscheinend ein Gegensatz zwischen der sofort einsetzenden therapeutischen Wirkung und den langsamen Resorptionsverhältnissen. Eine willkommene Klärung brachten da Halberstädters Versuche über die kombinierte Behandlung von Trypanosomen mit Quecksilber plus Salvarsan. Nicht bloß die akut resorbierten Quecksilberpräparate gaben mit Salvarsan zusammen gute Resultate, sondern auch das graue Öl. Es müssen also auch in diesen Versuchen die minimalen Quecksilbermengen, die schon in den allerersten Tagen nach der ersten Injektion resorbiert werden, genügt haben, um mit Salvarsan zusammen den Heileffekt zu geben.

Ich habe mich bisher dafür ausgesprochen, in allen Fällen mit einer oder mehreren kleinen vorsichtigen Dosen zu beginnen, und auch über die Höhe der Gesamtdosis Angaben gemacht.

Wie aber soll die ganze Kur durchgeführt werden? **mit verhältnismäßig wenigen, möglichst großen „Schlägen", oder mit oft, in kleinen Intervallen wiederholten kleinen Dosen?** Ich glaube, eine allgültige Regel wird sich nicht aufstellen lassen. Im allgemeinen wird man bei kräftigen und sonst gesunden Individuen die erstere, in allen Fällen, wo irgendwelche Bedenken durch die Lokalisation der Syphilis oder durch sonstige Organerkrankungen vorliegen, die letztere Methode wählen. — Oft werden auch äußere Umstände (mehr oder weniger große Schwierigkeiten für den Patienten, sich für die Behandlung frei zu machen u. dgl.) mitspielen.

Im ganzen wird es sich empfehlen, da, wo die Möglichkeit vorliegt, „abortive akute" Heilung herbeizuführen (also bei primären und frisch-sekundären Fällen), größere Einzeldosen zu bevorzugen (mit Beginn kleinerer Anfangsdosen), während bei älteren inveterierten Fällen häufigere Verabreichung kleiner Einzeldosen vielleicht mehr am Platze sein wird. Die Gesamtdosis für die einzelne Kur darf aber auch bei letzterer Methode nicht verkleinert werden.

IX.

Kurz sei noch einmal auf die Verwendbarkeit des Salvarsan als **diagnostisches Hilfsmittel** hingewiesen (Milian, Gennerich). Die Erfahrung, daß negative Reaktionen durch eine Salvarsaninjektion in positive umgewandelt werden (Untersuchung am 1. und 13. Tag post injectionem), ist so oft gemacht worden, daß ich in möglichst allen Fällen von dieser provokatorischen Wirkung des 606 Gebrauch mache, wenn ich vor die Entscheidung der Frage: geheilt oder latent? gestellt werde.

X.

Daß ein so eminent **wirksames** Medikament **nicht frei von unangenehmen und sogar lebensgefährlichen Nebenwirkungen** sein würde, war vom ersten Augenblick vorauszusehen. Mußte doch schon der starke Arsengehalt — 34% — diesen Gedanken nahelegen. Und in der Tat sind traurige Erfahrungen uns nicht erspart worden! Wenn aber unter hunderttausenden Salvarsaninjektionen weit mehr als 99,9% ohne wesentliche Störungen verlaufen — die unbedeutenden Belästigungen durch minimale Temperaturstörungen, ein- oder mehrmaliges Erbrechen und schnell vorübergehende Diarrhöe haben so wenig Bedeutung, sowohl objektiv wie subjektiv, daß man oft erst durch mehrmaliges Ausfragen des Kranken sie in Erfahrung bringt; man hat sie als Nachteile der 606-Behandlung ebensowenig in Betracht zu ziehen, wie eine leichte Stomatitis oder Enteritis bei Hg-Kuren — **und wenn nur ein verschwindender Bruchteil wirklich schwere Zufälle aufweist oder gar tödlich endet, geht da nicht schon aus dieser Gegenüberstellung hervor, daß man nicht ohne weiteres das Salvarsan als gefährlich und verderblich verdammen darf, sondern daß man versuchen muß, die Ursache aufzufinden, die in diesen — also so seltenen — Fällen neben dem Salvarsan als ursächlicher Faktor für die üblen Zufälle in Betracht kommt?**

Allerdings kann man bei einer Anzahl von Fällen eine ganz sichere Erklärung noch nicht geben, weshalb die Salvarsanbehandlung zu dem schweren, eventuell letal ausgehendem Krankheitsbild geführt hat. Wir wissen nur, daß ohne die Mitwirkung des 606 der traurige Zufall nicht eingetreten wäre.

Aber man wird auch zugeben müssen, daß viel häufiger ein **ganz unbewiesener Schluß aus dem post hoc auf das propter hoc gezogen wird**. Und für nicht loyal halte ich es, wenn in allgemeinen Betrachtungen über das Heilmittel und in den sogenannten „objektiven" Arbeiten über die Nebenwirkungen **auf das Schuldkonto des Salvarsan immer noch Zufälle und Unglücksfälle gesetzt werden, die längst als Fehler der Dosierung und Technik erkannt sind und aus einer Betrachtung über die Gefährlichkeit des Ehrlichschen Mittels heute glatt ausscheiden müssen.**

Daß die meisten Nebenerscheinungen Arsenwirkungen sind, ist selbstverständlich. **Aber woher kommt es denn — und das ist doch der springende Punkt —, daß diese schädliche As-Wirkung nur in einer verschwindend kleinen Minderzahl der Fälle zum Vorschein kommt?**

Wenn man die Arbeiten der Antisalvarsan-„Partei" liest, muß der Leser eigentlich jeden von uns, der für die Verwendung des Salvarsan eintritt, für einen Verbrecher halten. In was für Gefahren stürzen wir die armen Kranken, die sich uns „Fanatikern für das Salvarsan" anvertrauen, statt daß sie sich in die Hände von solchen Kollegen hätten begeben sollen, die „getreu dem Skeptizismus, der die Vertreter der Wiener Schule stets auszeichnete, behandeln". Bekommt der unbefangene Arzt, der eine Wochenschrift liest, den wahren Eindruck von dem Verhältnis der gut und der unangenehm verlaufenden Fälle, wenn er eine Aufzählung aller Nebenerscheinungen, wie folgt, liest:

„Fieber bis zu 40^0 C, Übelbefinden, Prostration, Kopfschmerz, Schwindel, Flimmern vor den Augen, Übelkeit, Erbrechen, Koliken, Durchfälle, Ikterus, Appetitlosigkeit, Pulsbeschleunigung oder -verlangsamung, Herzbeklemmungen, Atemnot, psychische und motorische Unruhe, Angstgefühl, Zittern in den Beinen, Krämpfe, vorübergehende Lähmungen, Blasenstörungen, Albuminurie, Zylindrurie, Schweißausbrüche, Trockenheit und Kratzen im Halse und Schlund, salziger Geschmack im Munde, toxische Erytheme, Herpes zoster, Melanosen."

Warum wird nicht auf das nachdrücklichste betont, daß die allermeisten Fälle jetzt bei sorgsamer Technik und genügender Kenntnis der einschlägigen Verhältnisse ohne jede Störung verlaufen? Der kurze Nachsatz Fingers: „meist sind dieselben gering und klingen nach 12—36 Stunden ab" genügt nicht, um den wahren Sachverhalt klarzustellen.

Mit Kollegen Fingers vornehm und sachlich gehaltener Polemik kann man sich aber abfinden; **nicht aber mit dem unerhörten Vorgehen des Herrn Obermiller. Ich erwarte von ihm eine Erklärung, in welche der drei Gaucherschen Gruppen der „partisans du 606" er mich und so viele Kollegen einreiht!**

Gaucher sagt:

„Die erste Gruppe macht es lediglich den andern nach und gibt Salvarsan, weil es eben ein Modemittel ist (médicament à la mode). Diese Allestuer (Moutons de Panurge) haben diese einträglichere Methode angenommen, ohne daß sie größere Stücke auf sie halten als auf eine andere.

Die zweite Gruppe gibt Salvarsan, um sich damit ein wissenschaftliches Mäntelchen (allures de savant) umzuhängen. Es sind die medizinischen Bramarbas (Homais de la médicine).

Die dritte Gruppe endlich sind die Salvarsanspezialisten (spécialistes du 606), die vom Salvarsan leben und möglichst viel Geld daraus zu schlagen suchen."

Meint Herr **Obermiller** etwa, mit dem Satze: „Wenn diese Einteilung auch von einem ausgesprochenen Salvarsanfeind stammt, enthält sie doch manche Wahrheit" die Brutalität seines beleidigenden Zitats abzuschwächen?

Auch dem Leiter der Straßburger Klinik, aus der Obermillers Arbeit hervorgegangen ist, kann ich den Vorwurf nicht ersparen, daß er eine solche Kampfesweise geduldet hat. —

Im übrigen sehe ich mit meinem sogenannten Fanatismus der weiteren Zukunft der Salvarsanfrage mit der Ruhe entgegen, die ich aus einem Rückblick auf die jahre- und jahrzehntelangen Kämpfe in so manchen Fragen der Syphilis- (und Gonorrhöe-) Behandlung gewonnen habe.

Ich bin und bleibe ein überzeugter Anhänger des 606 — und befinde mich dabei in der allerbesten Gesellschaft —, weil ich in ihm einen immensen Fortschritt der Syphilistherapie sehe. Ich verkenne dabei keinen Augenblick die mit der Salvarsananwendung verbundene Gefahr und beachte jede neue Beobachtung aufs sorgsamste. Aber ich betone diese Gefahr nicht zum Nachteil des einzelnen Kranken und der Gesamtheit in so übertriebener Weise derart, daß dem unkundigen Laien und weniger erfahrenen Arzte die Gefahren größer erscheinen müssen, als die tatsächlich vorhandenen Vorteile. — Aber wenn selbst wirklich alle Unglücks- und Todesfälle unvermeidbar wären, was bedeutet diese geringe Zahl gegenüber den Zehn- und Hunderttausenden, denen man helfen kann in einem Grade, wie dies bisher nicht möglich war! **Ich bestreite auf das allerentschiedenste, daß mit Hg allein solche Erfolge, wie mit der Salvarsanbehandlung, sich erzielen lassen,** — selbst wenn die Durchführung der Hg-Therapie in bessere Bahnen geriete, als dies bis jetzt trotz unserer jahrzehntelangen Bemühungen der Fall gewesen ist.

Obermiller schließt seine Betrachtungen über die Todesfälle mit dem Ausspruch Gauchers: „Das Salvarsan hat schon mehr Todesfälle verschuldet als die Syphilis, sich selbst überlassen, hätte verschulden können; denn man stirbt nicht an rezenter Lues".

Sehr richtig! Es sterben allerdings verhältnismäßig wenige Syphilitiker an rezenter Lues! Aber wie denken Gaucher und Obermiller und Genossen über die Tabes, die Paralyse, die Aortenerkrankungen usw.? Sind diese nach vielen Tausenden zählenden Fälle ein so grandioser Erfolg der bisherigen Therapie, daß man zufrieden die Hände in den Schoß legen könnte? Macht es die Aussicht, jetzt diesen Krankheiten besser als bisher vorbeugen zu können, nicht geradezu zur Pflicht, das neue in seiner Wirkungsfähigkeit von niemandem bestrittene Mittel zu verwenden und die natürlich noch nicht fertige Salvarsantherapie nach allen Richtungen hin auszubauen? —

Aber selbstverständlich ist es unsere Pflicht, auf das sorgsamste alle üblen, unerwünschten Nebenwirkungen zu studieren und ihren Ursachen nachzugehen.

XI.

1. **In erster Reihe ist notwendig eine richtige Behandlung des Medikaments und der Lösung.**

a) Medikament und namentlich Lösung werden durch Oxydation (Sauerstoffaufnahme aus der Luft) schnell zersetzt. Es bilden sich sehr giftige freie Arsenoxyde. Die hergestellten Lösungen, namentlich von Neosalvarsan, sollen daher so schnell wie möglich verwendet werden.

b) Auch im Körper können sich giftige Umwandlungsprodukte bilden. Eine große Rolle spielen dabei bakterielle und chemische, organische und anorganische Beimischungen des Lösungsmittels: der sogenannte „Wasserfehler" und „Glasfehler".

Daß diese beiden Fehler für das Entstehen einer sehr großen Anzahl von Störungen verantwortlich zu machen sind, ist mir unzweifelhaft, wenn ich sie auch **nicht für die alleinigen Ursachen** halten kann. Jedenfalls hat sich seit Beachtung des „Wasserfehlers" das ganze Bild der Salvarsanbehandlung gewandelt: die allermeisten Infusionen verlaufen vollkommen reaktionslos.

Auffällig oft sind auch die unangenehmen Zufälle an ein und demselben Tage dem betreffenden Behandler passiert, ein sicherer Beweis für die Bedeutung der zur Verwendung kommenden Technik und Arbeitsweise.

Das zu verwendende Wasser muß also steril und chemisch rein, möglichst frei von anorganischen und organischen Beimengungen sein. Es muß möglichst schnell nach der Destillation und dem sterilisierenden Aufkochen verwendet werden.

Daß auch weniger gutes Wasser nicht immer schlimme Folgen haben muß, liegt auf der Hand. Selbstverständlich ist nicht jede bakterielle und chemische Verunreinigung ein das Salvarsan gefährlich machendes Moment, ebenso wie nicht jedes Bakterium eine schwere Wundinfektion herbeiführt. Aber es scheint mir klar, daß jede Möglichkeit, einen unangenehmen Zufall zu vermeiden, ausgeschaltet werden muß. — Sehr viele aber haben immer noch nicht genügend Bewußtsein von der kolossalen Steigerung der Giftigkeit des Salvarsans (wie ebenso des Atoxyls usw.) durch Reduktions- und Oxydationsvorgänge.

Der „Wasserfehler" ist bisweilen ein „Glasfehler"; d. h. wenn die zur Destillation benutzten Gläser usw. aus gewöhnlichem Glas bestehen, so gehen oft chemische Bestandteile des Glases in Lösung und verunreinigen chemisch das Wasser. Bei alten, sehr oft benutzten Glasgefäßen kommt es auch zur Abstoßung feinster Splitter, die störend wirken können.

Übrigens besteht ein durchgreifender Unterschied zwischen den Wasserarten: Flußwasser ist unendlich viel schlechter, als gutes Brunnenwasser oder Gebirgsquell-Leitungswasser. Letzteres kann man anscheinend undestilliert verwenden.

Die durch das „Wasser" bedingte Gefahr wird natürlich um so größer, je mehr Flüssigkeit zur Infusion verwendet wird. Es ist daher die intravenöse Injektion von 5—10 ccm konzentrierter Lösung oder eine Infusion von 50—70 ccm den großen Infusionen von 150—200 ccm vorzuziehen. Ich habe hierbei nur Neosalvarsan benutzt und keinerlei Störungen beobachten können. —

Als Lösungsmittel scheint mir eine physiologische ClNa-Lösung — weil dem Blut gegenüber indifferent — geeigneter, als Aqua destillata. Jedenfalls haben ich und andere dabei weniger Nebenwirkungen gesehen.

XII.

Wahrscheinlich liegen bei manchen Menschen im Körper selbst chemische, anatomische oder funktionelle Störungen einzelner Organe vor, welche in ähnlicher Weise wie der „Wasserfehler" schädliche Nebenwirkungen durch giftigmachende Veränderung des 606 zustande bringen können. Leider wissen wir von solchen, zu solchen Nebenwirkungen disponierenden Alterationen nichts Sicheres. **Um so mehr wird man bei allen Patienten mit bereits bestehenden Störungen von Magen, Darm, Leber, Niere usw. (in Dosierung usw.) vorsichtig sein müssen.**

Intensive und lange sich hinziehende **Darmstörungen** sind sicher geeignet — mögen sie durch die Ausscheidung in den bis dahin gesunden Darm entstehen oder auf einer Steigerung einer schon vorhandenen Darmalteration beruhen — schwere Nachwirkungen des Salvarsan zu erzeugen; entweder durch Umwandlung des Salvarsan in toxische Arsenverbindungen, oder durch die Entstehung autotoxischer Stoffe (auf deren Bedeutung speziell für die Enzephalitisentstehung Max Müller hingewiesen hat).

Es scheint nicht unwahrscheinlich, daß auch die beim Atoxyl, Arsazetin und Arsenophylglyzin beobachteten Zufälle — wenigstens zum Teil — auf die Nichtbeachtung des Wasserfehlers zurückzuführen sind. —

XIII.

2. In zweiter Reihe spielt eine wesentliche Rolle das Verhalten des behandelten Menschen gegenüber dem Salvarsan.

Ich zweifle nicht, daß es bei an sich Gesunden eine von vornherein vorhandene „Idiosynkrasie" gegen Salvarsan gibt, sich äußernd in bei jeder Injektion auftretenden Nebenerscheinungen: Fieber usw. Auch glaube ich, daß ein Teil der schrecklichen, akuten Todesfälle auf solche Idiosynkrasie zurückzuführen ist.

Dagegen habe ich mich **von dem Bestehen einer erworbenen wirklichen „Anaphylaxie" nicht** überzeugen können. Gewiß kommt es vor, daß von einzelnen Kranken spätere Injektionen schlechter vertragen werden als die erste; aber es kommt mindestens ebensooft auch das Umgekehrte vor. Überhaupt besteht eine solche Unregelmäßigkeit von Gut- und Schlechtvertragenwerden in einer Injektionsreihe, und es gibt so viele und so verschiedenartige Gründe, die den Verlauf und die Wirkung einer 606-Injektion ungünstig beeinflussen, daß zurzeit wenigstens keine Regel aufgestellt werden kann.

Ich halte demgemäß auch die Bezeichnung „anaphylaktoid" für den im wesentlichen „vasomotorischen Symptomenkomplex" für unberechtigt und unzutreffend. Gerade diese Erscheinungen treten so regellos auf — bald bei der ersten, bald bei späteren Injektionen; bald einmal, bald wiederholt — daß nichts von dem, was man sonst als „Anaphylaxie" bezeichnet, zutrifft. —

Auch experimentell ist es bisher auf keine Weise gelungen, das Bestehen einer Anaphylaxie zu erweisen.

Die „Idiosynkrasie" kann sich in ganz verschiedener Weise zeigen, da sie bei den verschiedenen Individuen an ganz verschiedene Organe, und innerhalb desselben Organs (insbesondere Gehirn) an einzelne Organteile und Zentren gebunden sein kann.

Am gefährlichsten ist naturgemäß die am Gehirn lokalisierte Idiosynkrasie, vielleicht begünstigt durch die große Vorliebe der Spirochäten, das nervöse Zentralorgan zu befallen. Die Spirochätenlokalisation bereitet die Salvarsan-Lokalisation und -Anhäufung vor. —

Das Salvarsan hat nun, wie alle As-Präparate, eine besonders ausgesprochene Wirkung auf nervöse Zentren (Geruchs- und Geschmacks-Empfindungen während der Infusion) und namentlich auf die vasomotorischen Zentren, und zwar handelt es sich anscheinend um wesentlich vasodilatatorische Verhältnisse, wie das aus den plötzlich kommenden und ebenso rasch verschwindenden Kopfkongestionen, sicherer noch aus den der Urtikaria und dem akuten Ödem entsprechenden Hauterscheinungen hervorgeht.

So muß man denn hin und wieder die Infusion wegen Kopfkongestionen, plötzlich auftretenden Magenschmerzen, akuten Gesichtsschwellungen und dgl. unterbrechen. Möglicherweise spielt hier oft die Größe der zu infundierenden Flüssigkeitsmenge eine größere Rolle, als das Salvarsan selbst; namentlich bei erregbaren, ängstlich-nervösen Menschen, die das lange Liegen unruhig macht. Besonders bei solchen Patienten wird es sich empfehlen, kleine konzentrierte Mengen zu injizieren!

Auch die Beobachtung Spiethoffs, daß regelmäßig bei Frühluetikern, nicht ganz so oft bei Spätluetikern, eine erhebliche Druckerhöhung bei der Lumbalpunktion sich feststellen lasse, deutet auf einen dem „akuten Ödem" analogen, den Hirndruck erzeugenden Vorgang; — wobei erst in zweiter Reihe zu entscheiden wäre, ob das Salvarsan als solches oder die freigewordenen Spirochätentoxine resp. Endotoxine die vasomotorische Reizung ausübten.

Hirnkongestion und Hirnödem können sich weiter durch Alteration der Pulsfrequenz, Hustenreiz, Respirationsstörungen kundgeben. Tomasczewski macht mit Recht darauf aufmerksam, daß wieder zu trennen seien die Überempfindlichen gegen Salvarsan selbst und die, bei denen erst die Spaltungs-, Oxydations- usw. Arsenprodukte des Salvarsan, die sich erst allmählich im Organismus bilden, die vasomotorische Aktion auslösen. In letzterem Fall tritt der Symptomenkomplex erst nach einigen Tagen, in in ersterem Fall nach einigen Stunden oder sofort ein.

Die schädliche Arsenverbindung kann zustandekommen entweder durch „Wasserfehler" oder andere noch vor der Injektion sich abspielende Einwirkungen auf die Lösung oder auch innerhalb des Körpers (Darmalteration).

Und so können von den schnell vorübergehenden Fällen von Kongestion und leichtestem Ödem des Hirns (mit und ohne Hauterscheinungen u. dgl.) an, je nach dem Grade der Überempfindlichkeit und je nach der Salvarsanmenge, alle möglichen Steigerungen des klinischen Komplexes (mit Koma, Krämpfen, Cheyne-Stokeschem Atmen usw.) bis zur sogenannten Encephalitis hämorrhagica zustandekommen. Bei letzterer gesellen sich zur Hyperämie und akutem Ödem hinzu Kapillarblutungen. Daß solche allein durch die Hyperämie zustandekommen, scheint uns nicht wahrscheinlich. Man muß wohl annehmen, daß Schädigungen der Kapillarwände eine Vorbedingung für das Zustandekommen der Blutungen sind. Diese können entweder schon vorliegen, z. B. bei Alkoholikern, oder mit der Salvarsanzufuhr in Zusammenhang stehen, durch Einwirkung des toxischen As, durch vom Darm stammende „autotoxische" Stoffe u. dgl.

Bei manchen Fällen wird der vasomotorisch-urtikarielle Vorgang als „Herxheimer"sche Spirochätenreaktion aufzufassen sein.

Besonders Pinkus faßt die Fälle von Enzephalitis (Hirnschwellung) als Reaktionserscheinungen syphilitischer Stoffe auf, die der „Herxheimer"schen Reaktion zuzurechnen seien. Ihr Erscheinen mehrere Tage nach der Infusion erklärt sich daraus, daß nicht das Ödem und die Hyperämie selbst klinische Zeichen hervorbringen, sondern erst die allmählich eintretende Schädigung der Nervenfasern und Ganglienzellen.

Kumulierung (durch verminderte Ausscheidung) und Wiederholung des das Hirn treffenden Choks durch erneute Injektion unterstützen alle diese Vorgänge und verschlimmern sie.

Übrigens spielen sicher auch — bei Neurasthenien besonders — psychische Momente für das Auftreten der akuten Erytheme während und kurz nach der Injektion eine Rolle (ähnlich wie Tuberkulin). Je „labiler" der Organismus, um so leichter und häufiger Störungen und Schwankungen, besonders aller nervösen Vorgänge! —

Es wird demgemäß, um erst die Empfindlichkeit jedes einzelnen Menschen festzustellen, richtig sein, stets mit einer kleinen Dosis, 0,1—0,2—0,3 Altsarvalsan, besser mit entsprechenden Neosalvarsandosen, zu beginnen (und eventuell mit der intramuskulären Methode, die anscheinend eine langsamere Wirkung entfaltet als die intravenöse). Pinkus empfiehlt stets Jodkalium (bis 3,0 pro die) zu geben, wo irgendwo Andeutungen einer Hirnschwellung sich einstellen. — Wird die erste Injektion gut vertragen, so wird man nach gehörigem Intervall — 8—10 Tage! — größere Dosen folgen lassen dürfen. Andererseits wird man, wo bei der ersten oder einer späteren Injektion sich irgendwelche Störungen einstellen, zu kleinerer Dosierung und Vergrößerung der Intervalle zurückgreifen.

Auch wegen des sehr häufig nach der ersten Salvarsaninjektion eintretenden Fiebers ist die Dosis bei der ersten Injektion niedrig zu wählen.

Die Ursachen dieser Fieberreaktion sind noch nicht ganz klar, und wahrscheinlich auch nicht in allen Fällen die gleichen. Für einen sehr großen Teil der Fälle ist wohl die von mir gegebene Deutung, es handele sich um ein „Endotoxinfieber" durch und nach dem sehr reichlichen Spirochätenzerfall, die zutreffende. Natürlich muß eine bestimmte Menge dieses Endotoxins gebildet werden, um die Fieberreaktion auszulösen. Das ist meist nur bei der ersten Injektion der Fall, und da um so regelmäßiger, je reichlicher nach vollzogener Generalisation der Spirochäten (primäre Formen mit schon positiver Reaktion und frische unbehandelte sekundäre Stadien) deren Masse ist. Für andere Fälle ist der „Wasserfehler" und eventuell der „Glasfehler" verantwortlich zu machen. — Möglicherweise handelt es sich aber auch um eine direkte Einwirkung des Salvarsans auf den Organismus. Bei späteren Injektionen, die gewöhnlich fieberfrei verlaufen, müßte man dann zur Erklärung des Ausbleibens des Fiebers nicht nur eine zu gering gewordene Spirochätenmenge annehmen, sondern auch eine schnell erworbene Angewöhnung des Körpers an das Salvarsan und das Endotoxin.

Die von Luithlen - Mucha gemachte Annahme, es handele sich um ein „Zellzerfallsfieber", scheint mir vor der Hand noch unwahrscheinlich. —

Ebensowenig wie von einer erworbenen Überempfindlichkeit weiß man etwas von einer Salvarsanfestigkeit der Spirochäten. Weder klinisch noch experimentell hat man Anhaltspunkte für eine solche Annahme gewinnen können. Ganz anders liegt die Frage, ob bei an Arsen gewöhnten Menschen das Salvarsan auf Spirochäten, also auf die Syphilis, dieselbe Einwirkung hat wie bei normalen Menschen; aber auch darüber fehlen meines Wissens Erfahrungen. —

XIV.

3. **Eine unendlich viel größere Rolle als die Überempfindlichkeit spielt als ursächliches Moment für die Nebenwirkungen die Kumulierung, indem in einer bestimmten Zeit zu große Dosen und — was ich für besonders wichtig halte — ohne genügende Intervalle zwischen den Einzelgaben verabreicht werden.**

Ich mache die Injektionen gewöhnlich am 1., 10., 30., 40. und 55. Tage, oder allenfalls am 1., 8., 22., 29. und 42. Tage.

Kumulierung kommt auch zustande durch verminderte Ausscheidung. Wo sie vermutet oder gar festgestellt werden kann, ist betreffs der Einzeldosierung wie der Zahl der Injektionen und der Intervalle besondere Vorsicht geboten. Also: sorgsamste Prüfung der Nieren-(Zylindrurie und Albuminurie, Urinmenge), Leber- und Darmfunktionen, ehe man Salvarsan in irgendwie großen und gehäuften Mengen zuführt. —

Wesentlich durch Kumulierung entstehen wohl die Exantheme, auch die sogen. Spätexantheme, als richtige Arsenexantheme (ganz zu trennen von der Salvarsanurtikaria usw.).

4. Eine Reihe weiterer Krankheitserscheinungen ist vielleicht zurückzuführen auf die, wenn ich so sagen darf, **normalen Wirkungen des eingeführten Salvarsans bzw. der Arsenkomponente auf einzelne Organe und deren Funktionen,** also auf Herz und Blutdruck, auf die durch seine Ausscheidung — im Magen, Darm und Niere — bedingten Umstände, auf seine Ablagerung und Aufspeicherung in der Leber.

Die Erfahrung hat aber gelehrt, daß in der Regel diese Einwirkungen höchstens zu ganz vorübergehenden und belanglosen Störungen und Unbequemlichkeiten führen — die schwereren Ausnahmefälle müssen also besondere Ursachen haben.

Abgesehen von den rein technischen Fehlern, von Überdosierung usw., wird festzustellen sein, ob der zu Behandelnde — abgesehen von seiner Syphilis — kranke Organe hat.

Kranke Organe aber können sicherlich leichter geschädigt werden, namentlich, wenn nicht mehr Salvarsan, sondern — eventuell erst im Körper entstehend — die ungemein toxischen Arsenoxyde zirkulieren und wenn wieder eine Kumulation vorliegt.

Am meisten gefährlich scheinen Krankheits- und Degenerationsprozesse der Leber und der Kapillargefäße, namentlich des Gehirns zu sein, sich äußernd in meist letalen Leberatrophien und in der besprochenen „Encephalitis haemorrhagica". **Aus letzterem Grunde fürchte ich auch Alkoholismus in ganz besonderem Maße. Weit weniger bedenklich scheinen mir die Erkrankungen des Herzens und der großen Gefäße.** —

Die allergrößte Aufmerksamkeit erfordern alle Störungen des **Nervensystems.** Es ist sicherlich richtig, bei allen „nervösen", leicht erregbaren Menschen, namentlich, wenn greifbare Hirnerkrankungen feststellbar sind, ganz langsam tastend vorzugehen und mit kleinsten Dosen anzufangen (Heuck - Hoffmanns vasomotorische Labilität).

Was die **Niere** betrifft, so wird jede Erkrankung derselben, welche die Ausscheidung stören oder herabsetzen könnte, zu größter Vorsicht auffordern. Tatsächlich sind im Anschluß an Salvarsanbehandlung so verschwindend wenige Schädigungen bleibender Natur beobachtet worden, daß man auch in diesen Fällen fast an eine besondere Überempfindlichkeit gerade der Niere glauben möchte. Zylindrurie und Albuminurie spielen keine Rolle, und ebensowenig die Tatsache, daß man (im Tierversuch) mit exzessiven Dosen auch die Niere schädigen kann.

Die bei schweren Enzephalitisfällen beobachtete Anurie ist wohl auf dem Wege der Niereninnervation besser zu erklären, als durch eine direkte Einwirkung des Salvarsans auf die Niere; man müßte denn auch hier eine Idiosynkrasie der Niere annehmen. Bei akuten Vergiftungen mit hohen Dosen setzt freilich sehr schnell eine starke Drucksenkung ein und die Nierenfunktion setzt ganz aus (Alwens). Übrigens ist die Anuria nur in einem Teil der Encephalitis-Fälle beobachtet worden.

Dasselbe gilt natürlich auch für das Nervensystem. Die mit absichtlich letal-gewählten Dosen erzielten experimentellen Resultate können zwar das Zustandekommen eines bestimmten Symptomenkomplexes erklären, aber sie erklären nicht, warum hin und wieder bei Dosen, die ungezählte Male gut vertragen werden, schwere schädliche, ja tödliche Wirkungen eintreten.

Ich muß mich nach meinen zahlreichen Affenversuchen vollständig Doinikow anschließen, der Marschalko - Veszprémy gegenüber festgestellt hat, daß bei gesunden Kaninchen (und nach unseren Beobachtungen bei gesunden wie syphilitisch-infizierten Affen) man immer und immer wieder hohe (nur nicht grade tödlich wirkende!) Salvarsandosen injizieren kann, ohne irgendwelche Schädigungen, speziell nicht des Nervensystems, anzurichten. —

XV.

4. Viele Nebenwirkungen entstehen durch die Einwirkung des Salvarsans
    a) auf die Spirochäten,
    b) auf die syphilitischen Krankheitsprozesse.

Hierher gehören 1. **die wohlbekannten Erscheinungen des (meist nur nach der 1. Injektion auftretenden) Spirochäten-Endotoxin-Fiebers,**

2. **alle die unter dem Namen Jarisch-Herxheimersche Reaktion zusammengefaßten Erscheinungen.**

Es genügt der kurze Hinweis, daß diese entzündlich-ödematösen Schwellungen höchst bedenklich werden können, wenn der reagierende Herd sich an lebenswichtigen Organen oder etwa im Kehlkopf befindet. Da sich nun immer mehr herausstellt, daß das Nervensystem von vornherein von Spirochäten durchseucht wird und daselbst ganz besonders günstige Ansammlungsbedingungen vorliegen, da man also in jedem Falle, auch wo klinische Zeichen fehlen, mit solcher Spirochätenlokalisation rechnen muß — eine klärende Lumbalpunktion wird nicht immer ausführbar sein —, so muß auch in jedem Falle mit der Möglichkeit einer sich im Nervenorganismus abspielenden Herxheimer-Reaktion gerechnet werden. Je plötzlicher und heftiger sie sich entwickelt, um so gefahrbringender kann sie werden. **Es wird daher vorsichtiger sein, auch von dieser Betrachtungsweise aus mit kleinen Dosen zu beginnen, eventuell eine milder und langsamer wirkende Hg-Applikation der Salvarsankur vorauszuschicken.**

Auf das Spirochäten-Endotoxin-Fieber habe ich schon oben hingewiesen. —

In die Reihe der „Herxheimer"schen Reaktion gehört auch die Erscheinung der Fähigkeit des Salvarsans, eine negative Reaktion in eine positive umzuwandeln (Milian, Gennerich): eine Erscheinung, die dadurch ermöglicht ist, daß gleichsam abgekapselte Herde wieder aufgeführt werden und „Reaktionsstoffe" in die Zirkulation geraten können. Die Tatsache dieser Provokationsmöglichkeit ist wichtig auch als Hinweis auf die Möglichkeit, latente oder inaktive Krankheits- oder Spirochätenherde therapeutisch zu fassen.

XVI.

Nach dem Vorstehenden wird es niemanden überraschen, wenn ich mich zu dem Grundsatz bekenne, **bis auf ganz seltene Ausnahmen jeden Syphilitiker mit Salvarsan zu behandeln.** Ausnahmen sind für mich nur Menschen mit schwerem Alkoholismus, schweren Kachexien, nachweisbaren Lebererkrankungen und wo schwere Degenerationen im Nervensystem anzunehmen sind; und überhaupt alle Fälle, denen meistens selbst durch eine Behandlung und Heilung der Syphilis kaum ein Nutzen geschaffen werden könnte. Auch das Lebensalter wird also unter Umständen eine große Rolle spielen.

Wie unendlich groß aber der **individuelle Unterschied in der Behandlungsweise** sein muß, ob mit ganz kleinen Dosen oder mit größer werdenden, glaube ich genügend betont zu haben. Halte ich also für die Behandlung der Syphilis im allgemeinen das Salvarsan für unentbehrlich, so prüfe ich doch dem einzelnen Syphilitiker gegenüber die Frage aufs sorgsamste, ob und wie ich bei ihm das Salvarsan anwende. — **Natürlich ist es auch dem Salvarsan nicht möglich, jeden Luetiker zu heilen.** Aber nach meinen Beobachtungen liegt das nicht so sehr am Unvermögen des Salvarsans, das Virus zu töten — obgleich diese Möglichkeit vor der Hand anerkannt werden muß (Angewöhnung, andre Wuchsformen!) —, sondern an allen möglichen Umständen, welche geeignet sind, entweder das Salvarsan an die Krankheits- und Spirochätenherde gar nicht heranzulassen — was ich bei der Paralyse vermute — oder, wenn der Gesamtzustand des Patienten es nicht gestattet, das Salvarsan in genügend großen Einzeldosen und ausreichender Gesamtdosis anzuwenden.

Besonders hinweisen möchte ich auf folgende Punkte:

1. Bei Erkrankung der **Aorta** und bei **Aneurysmen** habe ich bis jetzt nur Gutes gesehen, noch nie eine Verschlimmerung erlebt.

2. Dasselbe kann ich von der Behandlung der **Tabes** sagen, so daß ich, ganz schwere Spätstadien der Tabes ausgenommen, **jedem Tabiker zu einer Behandlung zureden würde.** Ist die allgemeine Vertragbarkeit so gut, daß man zu großen Dosen (wie Dreyfus, Leredde) schreiten kann, so erlebt man häufig bei genügender Konsequenz (trotz scheinbarer Verschlechterung im Beginn der Kur) ganz eklatante Erfolge. Aber auch häufig in mehrwöchentlichen Abständen wiederholte kleinere Dosen steigern das Wohlbefinden und die körperliche Leistungsfähigkeit derart, daß die Patienten selbst um die Wiederholung der Einspritzung bitten. In einem Falle habe ich im **Laufe von 26 Monaten 25 Injektionen** gegeben, nicht nur ohne jede Störung, sondern mit nach jeder Richtung hin eintretender und erhaltener subjektiver wie objektiver Besserung.

3. Von einer günstigen Salvarsanwirkung bei **Paralytikern** habe ich bisher nichts gesehen; aber mein diesbezügliches Material

ist viel zu gering, als daß ich selbst mir ein definitives Urteil erlauben dürfte.

Ich muß hierbei noch einmal auf die Wichtigkeit und Bedeutung der **Frühbehandlung, speziell mit Zuhilfenahme des Salvarsans,** zurückkommen. Mir scheint es unzweifelhaft, daß bei genügender Ausnützung der in unseren Händen befindlichen **diagnostischen** Methoden (insbesondere der **Lumbalpunktion**) und der **therapeutischen** Fortschritte es **notwendig zu einer wesentlichen Herabminderung der Tabes und Paralyse kommen muß.** Dem Einwand, daß es ja bisher nicht gelungen sei, durch genügende Vorbehandlung dem Eintreten von Tabes und Paralyse vorzubeugen, ist entgegenzuhalten, daß ganz unzweifelhaft unsere **bisherige Syphilisbehandlung unzureichend** war und daß der bei weitem größte Teil aller Syphilitiker **ungeheilt** blieb. Keinesfalls dürfen die bisherigen mit „untauglichen Mitteln" angestellten Versuche und deren schlechte Resultate uns abhalten, immer wieder von neuem **auf die Möglichkeit hinzuweisen, durch unsere nun verbesserte Therapie Günstigeres zu erreichen.**

XVII.

Ich vertrete unbedingt den Standpunkt, **die Behandlung so energisch wie es der Patient gut vertragen kann, durchzuführen.**

Ich möchte aber betonen, daß es mir im großen ganzen dabei **weniger auf exzessiv große Einzeldosen, als um lange fortgesetzte** — freilich nicht verzettelte — **Salvarsanzufuhren durch neue Injektionen ankommt,** selbstverständlich mit Berücksichtigung der nötigen Intervalle, um eine toxisch-wirkende Kumulierung zu vermeiden.

Was die praktische Durchführung der Salvarsan-Kuren betrifft, so wird jeder Arzt wünschen, den Patienten zum mindesten am Injektionstage unter guter Aufsicht zu behalten, womöglich im Bett. Am Tage vorher soll eine einfache Diät durchgeführt und für gute Stuhlentleerung gesorgt werden. Am Injektionstage selbst soll ein mäßiges Frühstück eingenommen werden, nach der, von mir vormittags vorgenommenen, Injektion nur sehr mäßig und sehr einfach gegessen werden. — Ich ziehe es vor, vormittags zu injizieren, damit etwaige Nebenerscheinungen (Erbrechen, Fieber) noch vor der Nacht abgemacht werden.

Aber leider sträuben sich sehr viele Patienten, so strenge zu leben; sie kommen mit einem Nachtzug an, sie halten am Abend vorher ein Gelage, sie wollen 1—2 Stunden post injectionem wieder abreisen, sie verschweigen eine Magen- oder Darmverstimmung, sie essen unmittelbar hinterher „Gänsebraten mit Gurkensalat". So kommen störende, auch meist belanglose Nebenerscheinungen zustande, die sich sicher leicht bei vernünftigem Verhalten vermeiden ließen. Andererseits sieht man so oft, daß die Injektionen trotz aller Unvorsichtigkeit des Patienten glatt und tadellos verlaufen, daß es einem schwer wird, den Patienten gegenüber kategorisch auf seinen „idealen" Forderungen zu bestehen. — Eine „ambulante" Behandlung wird man ohne weiteres zugestehen können in all den Fällen, in denen die Patienten nach der Injektion ihre Wohnung aufsuchen und sich da für einige Stunden, eventuell den ganzen Tag hinlegen.

XVIII.

Fasse ich noch einmal alle Maßregeln, die geeignet sein könnten, den schweren Nebenwirkungen und Todesfällen vorzubeugen, zusammen, so wäre zu empfehlen:

1. In allen Fällen beginnen mit kleinen Dosen, 0,1—0,2. Die zweite Injektion soll erst 8—10 Tage später mit derselben oder etwas gesteigerter Dosis gemacht werden.

2. Zu gleicher Zeit oder eventuell schon vorher soll die Quecksilberbehandlung beginnen.

3. Folgen den ersten 2 Salvarsaninjektionen mit kleinen Dosen keine starken Nebenwirkungen (seitens des Nervensystems, des Magens und Darms), fehlen vasomotorische Erscheinungen während der Infusion, so kann man zu größeren Dosen bis 0,4—0,6 bei Männern, bis 0,3—0,5 bei Frauen übergehen; durchschnittlich 0,01 pro Kilo.

4. Sorgsame Beobachtung der Nierenausscheidung und der Darmfunktion ist durchaus erforderlich. — Große Intervalle zwischen den Injektionen.

5. Allergrößte Vorsicht bei Alkoholikern, Neurasthenikern und Leberkranken.

Leider machen die Patienten es den Ärzten sehr schwer, so vorsichtig vorzugehen. So ängstlich sie sind, wenn ihnen eine 606-Kur vorgeschlagen wird, so wenig wollen sie nachher die notwendigen Vorsichtsmaßregeln (Ruhen nach der Injektion, Vorsicht im Essen und Trinken des Abends und Morgens vor der Injektion), die Vorschrift, mehrfach die Injektionen zu wiederholen und die unumgänglich notwendigen Intervalle befolgen. — Leider spielt oft auch der hohe Preis des Präparats eine Rolle. Hoffen wir, daß bald eine Herabsetzung des Preises, wenigstens für die aus öffentlichen Mitteln zu Behandelnden und die weniger Bemittelten eintreten wird. —

XIX.

Über eine Anzahl neuerer Arsenpräparate, wesentlich französischer Herkunft, kann ich mich nicht äußern, weil ich keine oder zu wenig eigene Erfahrung über dieselben habe.

Nur über das auch von Ehrlich hergestellte **Arsenophenylglyzin (418)** will ich kurz berichten, daß ich dieses — gleichfalls **5 wertige — Arsenpräparat für eine sehr wertvolle Ergänzung des Salvarsans halte für alle Fälle, in denen die intravenöse oder eventuell auch intramuskuläre Injektion aus irgendwelchen Gründen auf Schwierigkeiten stößt.** Wird das Arsenophenylglyzin (unter gleichen Kautelen! wie das Neosalvarsan) in einer 1 proz. Novokainlösung 10 proz. (0,5 : 5,0) gelöst, so sind intraglutäale Injektionen so gut wie schmerzlos. Ich habe weit über 150 Fälle behandelt und kann als gänzlich gefahrlose Dosierung empfehlen: als 1. Injektion 0,3, dann in wöchentlichen Abständen 4 mal 0,5. Die Gesamtdosis ist also für einen erwachsenen Mann 2,3. Ganz besonders günstige Resultate habe ich bei **schweren Leukoplakien** konstatieren können. Anderseits stellen sich bei zu starker Dosierung oder Kumulierung durch zu kurze Intervalle zwischen den Injektionen ähnliche, auch gefährliche Nebenwirkungen heraus, wie bei unzweckmäßiger Verwendung des Salvarsans.

Ob der „Wasserfehler" auch beim Arsenophenylglyzin eine Rolle spielt, ist noch nicht aufgeklärt. Aber es ist wohl möglich, daß die vielen schweren Zufälle, die speziell bei der Behandlung der Schlafkrankheit in den Tropen beobachtet worden sind, nicht nur auf eine zu hohe Dosierung, sondern auch auf den „Wasserfehler" zurückzuführen sind.

Im Vorstehenden glaube ich das wesentlichste, was über das Salvarsan und seine Bedeutung für die Syphilis-Therapie zu sagen ist, ausgeführt zu haben. Ich wiederhole: **Für die Behandlung und Bekämpfung der Syphilis im ganzen scheint es mir unentbehrlich, und ich stelle die Anti-Salvarsan-Partei auf dieselbe Stufe, wie die Anti-Mercurialisten; die Behandlung des einzelnen Syphilitikers aber bedarf strengster Individualisierung; da handelt es sich nicht nur um die Syphilis des Patienten, sondern um alle seine physischen und auch psychischen Eigenschaften. Man wird also Einzelne von der Salvarsanbehandlung ausschließen müssen, nicht aber einzelner Unglücksfälle halber die Salvarsanbehandlung aus der Therapie verbannen dürfen.**

Ich schließe mit einem schon früher gebrauchten Satz: „Wenn man mit Recht die Syphilis als Geißel der Menschheit bezeichnet, so dürfen und müssen wir auch Ehrlich einen Wohltäter der Menschheit nennen!"

Verlag von Julius Springer in Berlin.

Die experimentelle Syphilisforschung nach ihrem gegenwärtigen Stande. Von Dr. A. Neisser, Geh. Medizinalrat, ord. Professor an der Universität Breslau. 1906. Preis M. 2.40.

Beiträge zur Pathologie und Therapie der Syphilis. Unter
Mitwirkung von Dr. G. Bärmann-Petömbökau (Sumatra), Dr. C. Bruck-Breslau, Dr. Dohi-Tokio, Dr. Kobayashi-Sasheho (Japan), Erich Kuznitzky-Breslau, Dr. R. Pürckhauer-Dresden, Dr. L. Halberstädter-Berlin, Dr. S. v. Prowazek-Hamburg, Dr. Schereschewsky-Göttingen und Dr. C. Siebert-Charlottenburg. Herausgegeben von Dr. **Albert Neisser**, Geheimer Medizinalrat, ordentlicher Professor an der Universität Breslau. 1911. Preis M. 22.—; in Leinwand gebunden M. 24.—.

Die experimentelle Chemotherapie der Spirillosen
(Syphilis, Rückfallfieber. Hühnerspirillose. Frambösie). Von **Paul Ehrlich** und **S. Hata**. Mit Beiträgen von H. J. Nichols-New York, ..Iversen-St. Petersburg, Bitter-Kairo und Dreyer-Kairo. Mit 27 Textfiguren und 5 Tafeln. 1910. Preis M. 6.—; in Leinwand gebunden M. 7.—.

Die Serodiagnose der Syphilis. Von Dr. **Carl Bruck**, Privatdozent und Oberarzt der Dermatologischen Universitätsklinik in Breslau. 1909. Preis M. 4.80.

Die Ätiologie der Syphilis. Von Professor Dr. **Erich Hoffmann**, Oberarzt an der Dermatologischen Universitätsklinik zu Berlin. Mit 2 Tafeln. 1906. Preis M. 2.—.

Atlas der ätiologischen und experimentellen Syphilisforschung. Mit Unterstützung der Deutschen Dermatologischen Gesellschaft herausgegeben von Professor Dr. **Erich Hoffmann**. Mit 34 lithographischen und photographischen Tafeln und dem Bildnis Fritz Schaudinns. 1908. In Leinwand gebunden Preis M. 48.—.

Beiträge zur experimentellen Pathologie und Therapie der Syphilis mit besonderer Berücksichtigung der Impf-Syphilis der Kaninchen. Von Prof. Dr. **P. Uhlenhuth**, Geh. Reg.-Rat, ord. Professor für Hygiene an der Universität Straßburg i. E., früherem Direktor der bakteriol. Abteilung im Kaiserl. Gesundheitsamte, und **Dr. P. Mulzer**, Privatdozent und Oberarzt an der Klinik für Haut- und Geschlechtskrankheiten an der Universität Straßburg i. E., früherem wissenschaftlichen Hilfsarbeiter im Kaiserlichen Gesundheitsamte. Mit 15 Tafeln. 1913. Preis M. 17.40.

Die Gonorrhöe des Mannes. Ihre Pathologie und Therapie. Ein Leitfaden für Ärzte und Studierende. Von Dr. med. **Wilhelm Karo**, Spezialarzt in Berlin. 1911. Preis M. 2.80; in Leinwand gebunden M. 3.40.

Zu beziehen durch jede Buchhandlung.

Verlag von Julius Springer in Berlin.

Grundriß der Dermatologie. Von **J. Darier**, Médecin de L'hôpital Saint-Louis. Autorisierte Übersetzung aus dem Französischen von Dr. phil. et med. Karl G. Zwick aus Cincinnati, O., U. S. America. Mit Bemerkungen und Ergänzungen von Prof. Dr. J. Jadassohn, Direktor der dermatologischen Universitätsklinik in Bern. Mit 122 Textfiguren. 1913.
Preis M. 22.—; in Halbleder gebunden M. 24.50.

Dermatologische Propädeutik. Die entzündlichen Erscheinungen der Haut im Lichte der modernen Pathologie. Sieben Vorlesungen für Ärzte und Studierende. Von Professor Dr. **S. Róna**, Vorstand der Abteilung für Hautkrankheiten des St. Stephanspitals in Budapest. 1909.
Preis M. 3.60.

Dermatologische Diagnostik. Anleitung zur klinischen Untersuchung der Hautkrankheiten. Von Professor Dr. **L. Philippson**, Direktor der Klinik für Hautkrankheiten und Syphilis an der Universität Palermo. Aus dem Italienischen übersetzt von Dr. Fritz Juliusberg. 1910.
Preis M. 2.80; in Leinwand gebunden M. 3.60.

Der Lupus. Seine Pathologie, Therapie, Prophylaxe. Für den praktischen Gebrauch geschrieben von Professor Dr. **L. Philippson**, Direktor der Dermatologischen Universitätsklinik zu Palermo. Aus dem italienischen Manuskript übersetzt von Dr. Fritz Juliusberg. Mit 14 Figuren auf 8 Tafeln. 1911. Preis M. 2.—; in Leinwand gebunden M. 2.60.

Die Röntgentherapie in der Dermatologie. Von Privatdozent Dr. **Frank Schultz**, Oberarzt der Abteilung für Lichtbehandlung an der Kgl. Universitätspoliklinik für Hautkrankheiten zu Berlin. Mit 130 Textfiguren. 1910. Preis M. 6.—; in Leinwand gebunden M. 7.—.

Die biologischen Grundlagen der sekundären Geschlechtscharaktere. Von Dr. **Julius Tandler**, o. ö. Professor der Anatomie an der Wiener Universität und Dr. **Siegfried Grosz**, Privatdozent für Dermatologie und Syphilidologie an der Wiener Universität. Mit 23 Textfiguren. 1913. Preis M. 8.—; in Leinwand geb. M. 8.80.

Verhandlungen der Deutschen Dermatologischen Gesellschaft. Neunter Kongreß, gehalten zu Bern, 12.—14. September 1906. Im Auftrage der Gesellschaft herausgegeben von Professor Dr. **Jadassohn**, Geschäftsleiter des Kongresses. I. Teil. Referate, Vorträge und Diskussion über die Ätiologie und allgemeine Pathologie der Syphilis. Mit 7 Tafeln. 1907. M. 10.—. II. Teil. Mit 8 Tafeln und 2 Textabbildungen. 1907. M. 10.—. — **Zehnter Kongreß**, gehalten zu Frankfurt a. M., 8.—10. Juni 1908. Im Auftrage der Gesellschaft herausgegeben von Professor Dr. **K. Herxheimer**, Geschäftsleiter des Kongresses. Mit 15 Tafeln und 14 Textabbildungen. 1908. M. 18.—. **Generalregister** zu den Verhandlungen. I.—X. Kongreß. 1909. M. 3.—.

Zu beziehen durch jede Buchhandlung.

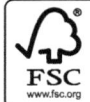

MIX
Papier aus verantwortungsvollen Quellen
Paper from responsible sources
FSC® C105338

If you have any concerns about our products,
you can contact us on
ProductSafety@springernature.com

In case Publisher is established outside the EU,
the EU authorized representative is:
**Springer Nature Customer Service Center GmbH
Europaplatz 3, 69115 Heidelberg, Germany**

Printed by Libri Plureos GmbH
in Hamburg, Germany